# DES
# CONGESTIONS SANGUINES
# DE LA RATE,

OU

## DES OBSTRUCTIONS DE CE VISCÈRE

VULGAIREMENT APPELÉES EN ANGLAIS

## *SPLEEN,*

### PAR M. F. M. AUDOUARD,

ANCIEN MÉDECIN DES ARMÉES.

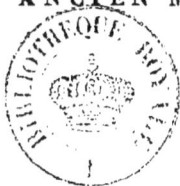

## A PARIS,

CHEZ MÉQUIGNON-MARVIS, Libraire, rue de
l'École de Médecine, n°. 9;

Et chez L'AUTEUR, rue Neuve-des-Petits-Champs,
n°. 4.

1818.

# DES

# CONGESTIONS SANGUINES

# DE LA RATE,

*Ou des Obstructions de ce Viscère, vulgairement appelées en anglais Spleen.*

---

On a trouvé extraordinaire ce que j'ai avancé, dans mes *Recherches sur la Contagion des Fièvres intermittentes*, touchant la congestion sanguine dont la rate est le siége dans ces mêmes fièvres; et l'on a dit que mes assertions, à cet égard, étaient beaucoup trop générales. Si l'on eût considéré que la digression que j'ai faite alors n'est qu'accessoire à la question que je traitais, on n'aurait pas éxigé des détails qui m'avaient paru superflus. D'ailleurs, ne voit-on pas tous les jours que les médecins qui écrivent d'après l'observation, évitent les dissertations oiseuses et les détails minutieux, étant bien persuadés qu'ils ne sont jamais obscurs pour des praticiens. Il n'en est pas de même, sans doute, pour ceux qui étaient, naguères, sur les bancs de l'école, et pour qui rien n'est au-dessus des charmes d'une théorie tellement analytique, qu'elle épuise le sujet et ne laisse plus rien à

1

dire. Il faut donc que j'écrive encore, puisque le critique qui a donné une analyse de mon ouvrage, a révoqué en doute ce que j'ai dit sur l'anatomie pathologique de la rate (1) *.

Ce n'est pas, il est vrai, sans quelque déplaisir que je me vois obligé à traiter un sujet que je voulais mûrir encore par l'observation. Mais puisque la circonstance est impérieuse, je ferai connaître ce que je pense sur l'engorgement sanguin de la rate, qui constitue ce que, en anglais, on nomme *the spleen*. Cette maladie, que l'on a considérée jusqu'à ce jour comme due à un engorgement lymphatique, est encore peu connue, quoique vers le milieu du siècle dernier, Lorry en ait fait le sujet de son beau traité *de Melancholia*.

J'ai dit dans mes *Recherches* etc., que l'engorgement sanguin de la rate est ce qu'on observe le plus fréquemment à la suite des fièvres intermittentes (2). Il est, je n'en doute point, toujours proportionné à leur intensité ou à leur durée : ce qui m'a fait dire, avec Cullen, que chaque accès ajoute à la congestion. Le docteur Portal qui, dans tous ses écrits, a réuni l'exactitude de l'anatomie aux résultats d'une bonne observation, a rapporté, dans son *Traité des Maladies du Foie*, un grand nombre de faits qui attestent que cet engorgement accompagne celui du foie dans

---

* Voyez les Notes à la fin.

beaucoup de maladies. Mais ce qu'il n'a pas fait re-
marquer, et que je déduis de son ouvrage comme une
conséquence générale qui vient à l'appui de mon observation, c'est que, dans la plupart des cas, l'engorgement de la rate s'était manifesté pendant le cours
des fièvres intermittentes et rarement pendant celui
des autres maladies dont il a traité. Si l'on trouve
quelques-unes de ces obstructions parmi les autres
faits nombreux que cet auteur a réunis, c'est lorsqu'il
parle du scorbut ou de la dysentérie, maladies qui
sont étroitement liées par leur étiologie et par leur
nature avec les fièvres malignes de tous les types. Si
l'ouvrage du docteur Portal mentionne encore d'autres
engorgemens de la rate, c'est lorsqu'il s'agit de la
suppression des hémorroïdes ou du flux menstruel,
de l'hématémèse, des affections morales et des palpi-
tations du cœur, circonstances qui indiquent ou qui
entraînent des désordres dans la circulation du sang.
Mais c'est à ces mêmes désordres que j'attribue le plus
grand nombre des engorgemens spléniques. Voyons
s'il est possible de recueillir là-dessus quelques
données satisfaisantes.

On a été long-temps à savoir pourquoi la rate a
des vaisseaux sanguins très-gros relativement à son
volume; et de nos jours seulement on a cru en avoir
trouvé la raison. En 1802, Assolant écrivait que le
sang est à la rate ce que la fibrine est aux muscles, le
phosphate calcaire aux os, etc., c'est-à-dire qu'il est

la matière la plus abondante que l'on trouve dans ce viscère. En 1803, Moreschi, de Pavie, constatait, par de nombreuses expériences sur les animaux, ce que Lieutaud avait démontré avant lui, que la rate est pleine de sang lorsque l'estomac est vide d'alimens, et qu'elle se vide à son tour lorsque celui-ci s'emplit; tandis que son volume ne varie presque pas dans les animaux qui digèrent continuellement, comme le rat, le lapin, etc; d'où il a conclu qu'elle est un réservoir du sang approprié aux besoins de l'estomac. En 1804, Portal la considérait comme une espèce d'éponge qui est, à certaines époques, beaucoup plus pleine de sang que dans d'autres. En 1806, Benjamin Rush, médecin aux Etats-Unis, publiait que la rate est un réservoir du système vasculaire, d'où le sang est repris pour quelque fonction principale. Selon ce même auteur, c'est encore dans ce viscère que ce fluide vital se ramasse pendant les exercices du corps, les marches précipitées, etc, ou bien lorsque les contractions spasmodiques du cœur, dans les passions violentes, le chassent dans l'aorte, ou bien encore lorsque les veines caves ne peuvent point se vider dans l'oreillette droite. Nous devons à Everard Home, médecin anglais, quelques expériences qu'il publia en 1808, des quelles on peut inférer que la rate concourt au travail de la digestion, et qu'elle communique directement avec l'estomac. Enfin, dernièrement, Magendie a mis la rate au premier rang des viscères qu'il considère

comme formés, en grande partie, d'un tissu de radi-
cules veineuses.

Ces données physiologiques s'accord nt avec ce
que j'ai trouvé d'engorgemens sanguins de la rate,
chez les sujets dans lesquels le cœur et les gros vaisseaux qui y aboutissent, contenaient les concrétions
gélatineuses hydatidiformes dont j'ai parlé le premier, à propos des fièvres intermittentes pernicieuses,
comme le docteur Bally à propos de la fièvre jaune :
et par tous ces résultats, soit physiologiques, soit
pathologiques, il paraîtrait prouvé; que la rate cède
d'une manière passive à l'action mécanique qu'exercent sur elle les viscères dont elle est entourée.

On serait donc fondé à dire, d'après Lieutaud,
Moreschi et Rush, que le sang, ainsi ramassé dans
la rate, ne perd point de ses qualités naturelles,
puisqu'il rentre habituellement dans la circulation
sans y causer aucun trouble. Le contraire arriverait,
si une pareille collection se faisait dans un autre organe. Ici, ce serait une véritable hémorragie occa-
sionnée par la rupture des vaisseaux ; là, au contraire, ce n'est qu'une dilatation des vaisseaux de la
rate. Dans le premier cas, le sang tendrait prompte-
ment à la décomposition ; dans le second, il con-
serve ses propriétés vitales : voilà pourquoi la rate
est rarement le siége d'une inflammation. On trouve
beaucoup de suppurations du foie, avant d'en ren-
contrer une de la rate. Ma pratique dans les hôpi-

taux militaires de Venise, de Rome et d'Espagne, où j'ai vu beaucoup de ces obstructions, ne m'a fourni qu'un seul de ces derniers cas, où un abcès de la rate s'ouvrit dans la poitrine, en perçant le diaphragme, et y forma un empyème, dont je fis faire l'opération. On trouvera cette observation dans les *Annales de la Société de Médecine-Pratique de Montpellier*, année 1811.

Les cas suivans serviraient à prouver ce que je viens de dire. L'an dernier, je donnai des soins à Madame de L...., des environs d'Angoulême, qui vint à Paris, souffrant d'une sorte de paralysie ou atonie complète des muscles des quatre extrémités. Elle en fut guérie par les secours si bien appropriés que l'on trouve aux bains de Tivoli. Mais je ne la délivrai point d'une obstruction volumineuse de la rate qu'elle porte depuis vingt ans, suite de fièvres d'accès très-opiniâtres, et dont le professeur Hallé reconnut toute l'étendue dans une consultation qui eut lieu à cette occasion. Néanmoins, le traitement qui fut prescrit ne fut point dirigé contre cette maladie, que nous ne considérâmes point comme pouvant compromettre les jours de la consultante. Il n'en a pas été décidé de même d'une obstruction du foie que porte la dame C....., de Paris, à la suite d'une suppression menstruelle, et pour laquelle j'ai été consulté dans le mois de mars dernier. Le prognostic fâcheux que j'en ai porté a été conforme à celui qu'en porta également le docteur Portal, qui fut consulté quelques jours après.

Deux circonstances étrangères aux fonctions de la rate peuvent changer la congestion physiologique qui se fait dans ce viscère, en une congestion véritablement pathologique. La première est la densité du sang, la seconde est la disproportion qui s'établit accidentellement entre la fonction de l'artère splénique et celle de la veine du même nom. Par exemple, une passion violente dont les effets spasmodiques sur le cœur se prolongent plus ou moins, peut empêcher l'arrivée du sang de l'une ou de l'autre veine cave dans l'oreillette droite, tandis que rien ne s'oppose au cours de ce liquide dans l'oreillette et dans le ventricule gauches. Alors tout le sang veineux n'arrive point au cœur et reflue dans les vaisseaux qui l'y apportaient ; de là l'engorgement de la rate, qui est le viscère le plus voisin et le plus perméable. Il peut se faire aussi que le sang ait plus de densité que de coutume, comme chez les hommes qui font des marches forcées pendant les grandes chaleurs, ou qui habitent les pays marécageux, et chez ceux qui ont pris rapidement un grand embonpoint, qui usent immodérément des viandes ou qui font abus des boissons alcooliques. Dans ces cas encore, le sang traverse difficilement les organes parenchymateux, tels que la rate et le foie, et c'est alors que se forment ces congestions pathologiques ou obstructions, ainsi

que les concrétions gélatineuses que j'ai trouvées
fréquemment dans le ventricule droit et dans l'oreillette du même côté, pendant le règne des fièvres intermittentes.

Y a-t-il, en effet, quelque raison de croire que
l'obstruction de la rate se lie naturellement avec ce
genre de maladies, plutôt qu'avec les autres fièvres ?
A travers l'obscurité dont cette question est entourée, on découvre une lueur que donne la périodicité
des mouvemens qui se passent dans ce viscère, et
qui sont, à peu près, tout ce que nous savons sur sa
fonction. S'il est vrai, comme Moreschi et Rush l'ont
expérimenté, que la rate soit quelque temps sans action, comme lors de la digestion pendant laquelle,
étant pressée de toutes parts, elle se réduit à un très-
petit volume; et qu'elle sorte ensuite de cet état
de torpeur pour reprendre une ample dimension, on
pourra presque surnommer cette fonction intermittente, et considérer l'organe où elle a lieu, comme
appelé par la nature à éprouver des sensations pé-
riodiques, auxquelles l'estomac n'est pas lui-même
étranger. Il n'en est pas ainsi du foie ; sa fonction
n'est point rallentie ni suspendue comme celle de la
rate ; et s'il ne verse pas continuellement dans l'intes-
tin la bile qu'il est appelé *à sécréter*, il ne la prépare
pas moins, et il la met en réserve dans la vésicule
pour la verser ensuite avec plus de profusion, ou
pour lui donner peut-être aussi les qualités qui lui

sont nécessaires pour concourir utilement à l'œuvre de la chilification. Mais s'il est vrai que la nature ait habitué la rate à des sensations intermittentes en santé, sera-t-il déraisonnable de dire que cette habitude s'étend aux sensations qu'elle éprouve dans les temps de maladie; et que telle est la raison que l'on peut donner de la coïncidence de ses obstructions avec les fièvres d'accès? J'amenderai mon opinion à cet égard, lorsqu'on aura dit quelque chose de plus vraisemblable.

Il n'importe pas moins de savoir si la fièvre est déterminée par l'engorgement, ou si celui-ci est consécutif. Sans affirmer, avec les anciens médecins, ou même avec quelques-uns des siècles derniers, que le siége de la fièvre quarte est dans la rate, et celui de la fièvre tierce dans le foie, je dirai néanmoins que si l'on considérait la fièvre intermittente ou rémittente comme essentielle ou primitive, on serait en peine pour se rendre raison des obstructions spéciales de la rate et du foie, parce qu'elle n'a pas la faculté de choisir ces organes préférablement aux autres. Il y a donc quelque chose de particulier dans la rate et dans le foie; c'est-à-dire qu'on peut y trouver la raison de la forme que prend la fièvre; et d'après cela même il est à présumer que la maladie de l'organe en est le mobile.

Ce que je viens de dire semble justifié par les désordres des fonctions digestives, et par la dureté, la tension et la douleur des hypocondres qui précèdent le développement de la fièvre en général. Ces accidens, qui se passent intérieurement, indiquent un état pathologique des organes antérieur à la fièvre, de même qu'une opération chirurgicale grave, une atteinte portée à un organe par blessure ou par contusion, et même la simple congestion du sang ou ecchymose cutanée à la suite d'un coup violent, ne suscitent la fièvre que vingt-quatre ou quarante-huit heures après l'événement. Dans tous ces cas, la fièvre n'est que secondaire, comme elle l'est, probablement, dans tous ceux qui ne tombent point sous nos sens. C'est ce qu'a soutenu avec autant d'énergie que de savoir, le professeur Reil, digne successeur du grand Hoffmann dans l'université de Halle. Mais n'est-ce pas à la persévérance de l'état pathologique des viscères abdominaux que, dans tous les temps, on a attribué les rechutes de fièvres intermittentes ; rechutes qu'on n'observe pas dans les fièvres continues, parce qu'il ne reste pas après elles de maladie profondément fixée sur un organe. Aussi Fernel, Baillou, Lorry, Lieutaud et Portal sont-ils d'une opinion unanime sur le siége de la fièvre intermittente qu'ils placent dans les organes biliaires, la rate et le foie. C'est à l'imitation de ces grands médecins, dont les écrits sont le fruit de l'observation clinique et non point de la poussière des bibliothèques, que j'ai avancé dans mes *Recherches sur la Contagion* etc.,

qu'il faut admettre un appareil organique dans lequel
se passe le travail pathologique, d'où résulte la fièvre
intermittente, et dont la rate fait nécessairement
partie.

Mais il se présente une nouvelle difficulté. Cet appareil organique est-il doué de la faculté de produire
la fièvre intermittente, sans le concours des agens
qui lui viennent du dehors? Pour répondre affirmativement, il faudrait pouvoir démontrer que les organes biliaires ont, par eux-mêmes, la faculté de se
modifier, de s'altérer, de s'agrandir, de se rapetisser,
tandis qu'ils ne sentent que par suite des sensations
que leurs nerfs reçoivent d'autres nerfs qui sont hors
de leur sphère; qu'ils sont traversés par des vaisseaux
sanguins qui appartiennent au système de la circulation, et que les vaisseaux lymphatiques qui s'y distribuent, sont des démembremens de la circulation
blanche qui n'est pas moins générale que la précé-
dente. Si j'examine l'influence nerveuse sur ces viscères, je trouve qu'elle doit être moindre que dans
les autres organes, parce que les premiers sont dépourvus de fibres musculaires nécessaires pour réagir
sur les vaisseaux qui forment leur tissu. Aussi voit-on
très-souvent que leurs maladies idiopathiques se ma-
nifestent par la souffrance de quelqu'autre organe,
lors même qu'on ne soupçonne pas encore l'état pathologique de la rate et du foie. Néanmoins, ceux-ci
ne sont pas dépourvus de sensibilité, puisqu'on la

reconnaît, pendant leurs maladies déjà avancées, à une douleur sourde qui n'est jamais proportionnée à l'intensité du mal. Il faut par conséquent chercher la cause de ces obstructions dans les liquides qui traversent ces organes. Ces obstructions seront donc sanguines ou lymphatiques. Les premières appartiennent plus particulièrement aux fièvres aiguës, les secondes aux chroniques. Celles-ci sont associées aux maladies du systême lymphatique, comme la gale, la syphilis, les dartres, les scrophules, etc.; les autres viennent des déréglemens de la circulation du sang. C'est à l'examen de ces dernières que je consacrerai les réflexions suivantes :

L'observation journalière nous apprend que la suppression des hémorroïdes, du flux menstruel, des hémorragies nazales, de l'hématémèse, etc., est le plus souvent suivie de l'engorgement du foie ou de la rate, ou de ces deux viscères en même temps. Nous voyons aussi que la chlorose qui résulte de l'empêchement ou du retard de l'émission du sang par l'utérus, à une époque où la nature sollicite cette évacuation, produit, à son tour, l'engorgement sanguin de ces mêmes viscères, et particulièrement de la rate, selon Baillou. Une observation attentive fera voir encore que l'engorgement du foie est très-souvent secondaire de celui de la rate. Celui-ci, qu'il est difficile de connaître dans les premiers temps, à cause de la position de l'organe, ne devient sensible que lorsqu'il est volumineux. Il n'en est pas ainsi de celui du foie : ce viscère se dessine assez bien sous les tégumens pour que, dans beaucoup de cas, on puisse s'assurer s'il est engorgé en totalité ou en partie. Voilà pourquoi dans la pratique on rencontre un grand nombre de ses engorgemens que l'on considère comme primitifs, tandis qu'ils sont très-souvent secondaires de ceux de la rate. Ce que la physiologie nous apprend que chez les animaux qu'on a dératés, le foie devient très-volumineux, prouve les relations très-prochaines qui existent entre ces organes. Dans quelques cas, j'ai vu également ces viscères souffrir des désordres de la veine porte; mais j'ai remarqué qu'alors le foie est plus affecté que la rate, et que le contraire arrive, si la circulation du sang éprouve quelque dérangement dans l'estomac ou dans le cœur. De manière que je pourrais presque assurer, que la rate est à la circulation du sang dans l'estomac et dans la poitrine, ce que le foie est à l'abdomen. Je recommande aux médecins observateurs l'examen de cet aperçu sur la vérité duquel je n'ai plus que des confirmations à attendre (3).

L'on sait, par conséquent, que la suppression de certaines évacuations sanguines, produit l'engorgement des organes biliaires; et l'on n'ignore pas aussi que la provocation ou le retour de ces évacuations délivre ces organes de ces mêmes engorgemens, ce qui prouve déjà que le sang y joue un très-grand rôle.

J'ai vu , il y a quinze ans , dans les environs de Montpellier , une femme de campagne qui vomissait, presque tous les six mois , un litre environ d'un sang noir , épais, et qui, par le refroidissement, se figeait comme une gelée. Cet accident lui était si familier , qu'elle l'annonçait plusieurs jours à l'avance, et alors elle se plaignait d'une douleur dans l'hypocondre gauche , et dans la région des vertèbres dorsales. Par le toucher , on reconnaissait l'intumescence de la rate. Il n'y avait point de fièvre, mais seulement du malaise. Le vomissement mettait fin à tous ces accidens, et le lendemain cette femme reprenait ses travaux ordinaires. J'ai toujours considéré ce cas , non point comme un melœna , mais comme une congestion sanguine de la rate ; et je pense que les vaisseaux sanguins gastro-spléniques , connus des anciens sous le nom de *vaisseaux courts* , ont été la voie par laquelle le sang qui s'était ramassé dans la rate , était versé dans l'estomac. On ne peut supposer un autre moyen de communication entre ces organes , sans y associer l'idée d'un état pathologique permanent, comme une adhérence , un ulcère chronique , des varices , etc. , ce qui n'existait point sans doute, puisque cette femme était rendue à la santé aussitôt. Je l'ai vue ainsi trois ans de suite , et ses vomissemens dataient d'une époque bien antérieure. Le cas suivant tient beaucoup de celui que je viens de rapporter , et je crois convenable de le faire connaître quoiqu'il ait eu une terminaison funeste. En 1808 , étant à Rome , je comptais parmi les malades de l'hôpital, un militaire atteint d'une fièvre intermittente qui n'offrait aucun symptôme grave, quoiqu'à cette même époque on observât fréquemment le caractère pernicieux ; tout à coup il fut pris de défaillance , rendit un flot de sang par la bouche et mourut. A l'ouverture du corps, je trouvai un caillot de sang du poids de trois livres environ , qui remplissait l'estomac. J'eus de fortes raisons de croire que ce sang venait de la rate par les vaisseaux gastro-spléniques , car je ne trouvai aucune altération à l'estomac. Il n'y avait rien d'extraordinaire dans les autres vicères.

Ces faits, et bien d'autres que je pourrais recueillir dans les auteurs , m'autorisent à attribuer au sang la plupart des désordres de la rate , et l'on pourrait fortifier cette opinion par de nouveaux faits que fourniraient les hémorragies nazales , les pertes utérines, le flux hémorroïdal, etc. , dont on connaît tous les avantages contre les obstructions. Aussi les bons praticiens , imitant ces mouvemens de la nature , font-ils , de l'émission du sang , une des conditions principales du traitement. Ceux , au contraire , qui sont trop asservis à la médecine moderne , s'étonneraient de lire, dans l'excellent traité des *Maladies du foie* du docteur Portal , combien ce médecin fut enhardi dans l'emploi de la saignée par Bouvard, que l'on a vu long-temps à la tête des médecins de Paris.

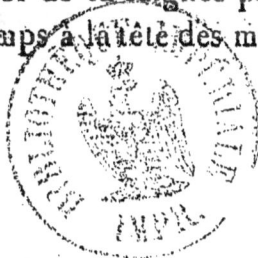

2

Dans les obstructions, Bouvard ne s'arrêtait pas toujours à la petitesse du pouls, ni à la faiblesse du sujet; il faisait saigner une, deux et même trois fois, par la lancette ou par les sangsues, et ce fut le plus souvent à l'avantage des malades : c'est ce que le docteur Portal assure, en parlant des nombreuses consultations auxquelles il fut appelé avec ce grand praticien.

Les considérations que j'ai exposées en premier lieu sur les phénomènes physiologiques de la rate, et celles que la pathologie et la thérapeutique viennent de fournir, font connaître assez de quelle manière se forment la plupart des obstructions de ce viscère : ce sont de véritables congestions sanguines qui résultent d'un vice des organes ou d'une composition vicieuse du sang.

J'appelle congestions sanguines par vice des organes, 1°. celles qui proviennent d'un état de spasme plus ou moins permanent, fixé sur le cœur, qui diminue sa capacité ; 2°. celles que peuvent produire une structure vicieuse des organes voisins de la rate ou leurs maladies, les obstacles à la circulation, les anévrismes, les polypes des vaisseaux sanguins, et principalement les concrétions gélatineuses hydatidiformes dont j'ai rapporté quelques cas dans mes mémoires sur les *fièvres pernicieuses* de Rome, et sur lesquelles j'ai disserté assez longuement, soit dans ma *Nouvelle Thérapeutique des Fièvres intermittentes*, soit dans mes *Recherches sur la Conta-*

*gion de ces mêmes fièvres.* Nul doute qu'un resser-
rement prolongé du cœur ne retienne le sang dans la
veine cave supérieure ou inférieure ; c'est ce que pro-
duisent, non seulement les grandes passions, mais
encore le spasme qui caractérise la première période
d'un accès de fièvre. Pour se convaincre des effets
de ce spasme sur la circulation du sang, il faut être
témoin d'un accès pernicieux, accès dans lequel
tous les traits de la fièvre intermittente sont exprimés
avec force : alors les signes non douteux qui indiquent
un obstacle à la circulation vers le cœur et le reflux
du sang dans les veines caves, sont : 1°. une pulsation
onduleuse des jugulaires qui est sensible à la vue, et
que l'on prend quelquefois pour le battement des artères carotides ; 2°. l'état apoplectique ; 3°. les hémorragies passives ; 4°. une douleur à l'hypocondre
gauche que le moindre contact de la main rend mani-
feste lors même que le malade est privé de l'usage des
facultés intellectuelles ; 5°. la petitesse du pouls. A
ces signes on pourrait juger que tout le désordre se
passe dans les veines, pendant que les artères sont,
en quelque sorte, dans l'inaction. De tels aperçus
serviraient à expliquer la *décoloration* du corps pendant cette même période de la fièvre, son refroidissement, le trouble des fonctions digestives, etc., lorsque la respiration reste libre au milieu de cette per-
turbation générale ; et ils dispenseraient de recourir
aux raisonnemens abstraits d'inégale répartition des

2 *

forces, de leur concentration vers l'épigastre, etc.,
etc. ; mais la rate qui, de tous les viscères parenchymateux, est le plus perméable et le plus voisin de
l'obstacle, est aussi celui qui, dans ces cas, reçoit
une grande quantité de sang ; de là l'obstruction par
congestion sanguine.

Néanmoins ce serait s'abuser si l'on pensait que
toutes ces obstructions de la rate ont lieu par les
moyens mécaniques dont nous venons de parler, ou
que l'hydraulique puisse toujours fournir la raison de
ces désordres. Si le mystère sous lequel se cache la
nature des maladies se déroulait à nos yeux, nul doute
qu'on n'apprît alors que les solides qui se prêtent à
ce mécanisme, obéissent à des agens avec lesquels
ils sont en contact par toutes leurs surfaces, comme
la fibre musculaire obéit au stymulus des nerfs ; et
aurions-nous pu jamais nous rendre raison du pouvoir de ces derniers, si notre main, armée d'un stymulus solide, liquide, ou sous forme de fluide élas-
tique, n'eût découvert l'irritabilité et la contractilité
de cette même fibre ?

Après avoir accordé au solide nerveux toute l'influence qu'il exerce sur la circulation, aussi bien que
la part qu'il a à ses désordres, et par conséquent aux
congestions sanguines, il faut reconnaître également
que les liquides réagissent à leur tour sur les solides
avec d'autant plus d'avantage, qu'à eux seuls appar-
tient la *locomotion intestine*, qu'ils remplissent les

intervalles de la fibre , et qu'ils servent à son entre-
tien , ainsi qu'à la réparation des pertes que les sé-
crétions et les excrétions lui font éprouver.

Mais pour être nuisible aux solides, le sang , qui
est ce liquide réparateur, doit avoir, en lui-même,
quelque chose d'insolite qu'on pourra considérer
comme le stymulus qui trouble les fonctions. L'on sait
que l'assimilation est une seconde digestion que chaque organe ou chaque système fait à sa manière. Si
l'aliment commun ou le liquide réparateur contient
quelque principe délétère, il agira sur ces organes ,
de même que les alimens et les médicamens agissent
sur les voies digestives ; et si l'un de ces organes en
souffre plus que les autres, ce sera à raison de sa
structure, de sa susceptibilité ou de la nature particulière du stymulus. Ainsi, l'air atmosphérique in-
jecté dans la veine crurale tue l'animal ; il n'en est
pas de même si on l'injecte dans la veine porte ; et de
même aussi, certaines substances qui passent impuné-
ment dans l'estomac , vont susciter de violentes dou-
leurs dans quelque portion éloignée du tube intesti-
nal, dans la vessie et même dans l'utérus. Il est donc
très-probable que le sang ayant acquis des qualités
vicieuses, devient le stymulus des organes. Il serait
superflu de répéter ici ce que j'ai dit de l'origine des
virus, en traitant de *la contagion des fièvres inter-*
*mittentes ;* mais je pense que nul ne contestera que le
sang ne puisse, mieux que les autres liquides du

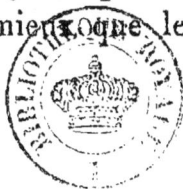

corps humain, devenir le véhicule des venins et des virus. Sa vitalité, qui a été bien prouvée par J. Hunter, et sur laquelle Magendie vient de se prononcer affirmativement, ne résiste pas au venin des serpens, au virus hydrophobique, aux substances vénéneuses; ni même à quelques bulles d'air qu'on injecterait dans les vaisseaux; et sa décomposition, dans quelques maladies, n'est pas révoquée en doute par quelques médecins, tandis que d'autres assurent que rien ne peut dégénérer dans le corps humain tant que la vie subsiste; assertion bien consolante, si elle était vraie, puisqu'elle nous garantirait l'immortalité!

Quelles que soient à cet égard les divagations des théoriciens, il reste avéré que le sang recevant les produits immédiats de la digestion par le moyen des vaisseaux chilifères, est, en quelque sorte, en contact avec les substances alimentaires : d'autre part, il ne l'est pas moins avec l'air dans les poumons. Par l'une ou l'autre voie, il peut s'imprégner des matières ou des gaz délétères qui sont miscibles avec l'air ou avec les alimens. C'est alors, en effet, qu'il reçoit directement certains fluides élastiques qui peuvent le rendre plus épais ou altérer sa composition. Tels sont les gaz hydrogène sulfuré, azote, acide carbonique et tous les miasmes putrides dont on connaît moins la nature que les tristes résultats (4). Mais, ainsi infecté, le sang peut-il parcourir toutes les parties du corps sans leur nuire? Ou, selon ma manière de voir, peut-

il concentrer son action morb´fique sur un organe ? Ici
se présente l'occasion de par ler des diffé. ns types des
fièvres ; et ce que j'en dirai servira de réponse aux
questions que je viens de poser.

Il est des maladies particulières à chaque saison ;
chaque saison aussi a une influence spéciale sur quelques organes, et la constitution propre à chaque in-
dividu donne aux effets de cette influence des nuances
extrêmement variées. Mais cela n'empêche pas de poser en principe, que chaque saison dispose un ou plusieurs organes à ressentir le stymulus morbifique du
sang d'une manière particulière. Ainsi, la membrane
muqueuse et la peau, en hiver, sont les siéges des
maladies, de même que le poumon et la plèvre le
sont au printemps ; de là les fièvres continues, catar-
rhales, exanthémateuses, inflammatoires, etc. En été,
la disposition morbifique s'établit sur le foie et sur l'estomac ; de là les fièvres rémittentes bilieuses, les
cholera-morbus, etc. : tandis qu'en automne, cette
même disposition s'étant fixée sur la rate, y attire le
stymulus du sang qui y détermine des émotions fébriles
intermittentes, probablement parce que tel est l'ordre
des sensations habituelles de cet organe ; de là aussi
les obstructions par congestion sanguine, parce que
le sang ne pouvant plus circuler librement dans l'organe qui est devenu le siége de la maladie, et étant
lui-même ou plus épais ou altéré, est retenu dans les
dernières ramifications des vaisseaux sanguins, dont

le réseau compliqué forme la base du parenchyme de
la rate.

Pour apprécier avec justesse toutes les variétés qui
existent entre les trois fièvres principales dont je
viens de parler, il ne s'agirait plus que de considérer
l'action réciproque des organes, la subintrance des
saisons, la différence des tempéramens, l'empire des
habitudes et l'influence du climat. Mais il serait vrai
de dire que la même cause, le même stymulus a produit toutes ces fièvres. C'est ce que j'ai soutenu dans
mes *Recherches sur la Contagion des Fièvres intermittentes* (5), et que j'ai prouvé, tant par l'analogie
que par l'autorité des plus grands médecins. Aux
praticiens recommandables que j'ai nommés dans
cette occasion, je joindrai le célèbre Odier, de Ge-
nève, d'après ce que je viens de lire dans son *Ma-
nuel de Médecine pratique*, ouvrage qui n'est point
au-dessous de la réputation de l'auteur, et qui n'a pas
été écrit pour faire *rétrograder la science*.

D'autres peut-être, accordant que l'affection de la
rate est constante dans les fièvres intermittentes, mais
refusant d'admettre, et le stymulus morbifique du sang,
et la cause commune des fièvres, se seraient bornés à
rappeler les expériences d'Everard Home, desquelles
il résulte, que la rate absorbe une partie des liquides
qui séjournent dans l'estomac ; et ils en auraient conclu qu'elle peut recevoir directement la matière délétère que je suppose miscible avec les alimens. Je

sais que Home a fait boire, entre autres liquides, de l'infusion de rhubarbe à des animaux, et que, quelques heures après, il a constaté par la potasse, qu'une partie de cette infusion était parvenue dans la rate ; mais il n'en a rien conclu, et il a fait partager à ses lecteurs l'incertitude dans laquelle il est resté lui-même à la suite de ses expériences, quelque jour qu'elles promissent de répandre sur la fonction mystérieuse de la rate.

Telles sont les considérations sommaires que j'ai voulu soumettre aux médecins sur les congestions sanguines de la rate. Ce sujet est neuf, et pour le traiter convenablement il ne faudrait pas être obligé de se renfermer dans les limites d'un mémoire. Aussi ce qu'on vient d'en lire paraîtra-t-il incomplet : mais j'en ai dit assez, je pense, pour indiquer les points vers lesquels je dirige mes recherches, et pour engager les praticiens à me seconder (6).

En appelant l'attention de mes confrères sur ce genre de maladies, je n'ai pas eu le dessein de me donner pour novateur à grandes prétentions. Mon ambition s'est bornée, jusqu'à ce jour, à répandre quelque lumière sur des questions qui étaient encore ténébreuses, parce qu'elles avaient été mal envisagées. Si, dans l'examen de celles que j'ai tâché de résoudre, j'ai paru tenir aux anciens systêmes, ce n'a jamais été pour fronder les nouveaux, auxquels j'ai recours aussi bien souvent. Vu sous ce rapport, ce

mémoire même pourrait faire présumer que je suis mé-
canicien, vitaliste, solidiste et humoriste tour-à-tour :
peut-être aussi fournirait-il à Rasori et à Broussais
l'occasion de me compter au nombre de leurs secta-
teurs. Je n'eus jamais le désir de paraître systéma-
tique outré. Jamais je ne fus asservi. En toutes choses,
même en médecine, j'aime un peu de liberté. Dans
mes écrits, que l'expérience a toujours précédés, j'ai
parlé le langage qui me paraissait le mieux approprié aux questions que j'examinais ; et bien persuadé
qu'il n'y a point de système en médecine qui ne renferme des vues nouvelles et bonnes, je les admets
tous sans en adopter aucun exclusivement : aussi ai-
je fait profession d'éclectisme, et j'y persiste. (7)

# NOTES.

(1) *Page 4.* —CETTE critique a paru dans le *Journal universel des Sciences médicales*, numéro de février 1818. J'ai répondu dans le numéro d'avril suivant. Relever les citations inexactes dont elle est remplie, a été l'objet de ma réponse. Le défaut d'espace m'a empêché d'y rendre raison de quelques idées qu'on a trouvées extraordinaires ou incomplètement développées dans mes *Recherches sur la Contagion* etc. Je me propose de les faire connaître, avec plus de détail, dans quelques mémoires que je publierai successivement.

Celui-ci que je destinais à ce même journal, n'a pu y trouver place, parce qu'il a paru être une suite de la lutte académique qui s'est élevée entre mon critique et moi. A-t-il été bien apprécié ? En le publiant je mets tout le monde à portée d'en juger. Si l'on reconnaît que je m'y suis occupé de la science beaucoup plus que de ma cause, on légitimera quelques plaintes qui s'élèvent contre ce recueil mensuel. On le considère, en effet, comme une arène où l'agresseur a toute la liberté de ses membres, tandis qu'on entrave celui qui s'y défend ; partialité qui paraît d'autant plus étrange, que le rédacteur-général est un homme d'un bon esprit et d'une très-grande urbanité.

Pour moi, qui ne me plains pas sérieusement de ce journal, quoique je puisse, à bon droit, lui reprocher d'avoir publié,

non point une analyse de mon livre , mais une diatribe ; et
d'avoir admis une critique anonyme , genre d'écrits qui dé-
cèle toujours une intention hostile ou de la mauvaise foi ; je
dirai seulement qu'il a ses caprices comme la plupart des ou-
vrages de ce genre. Eh ! comment aurait-il pu s'en défendre ?
Ce vice n'est-il pas celui des journaux scientifiques qui n'appartiennent point à une réunion académique ? Ceux-ci ne
sont-ils pas asservis au rédacteur qui en est le propriétaire ?
Leur premier soin est de ménager ses intérêts et ceux de
ses amis ; que ce soit au détriment de la science ou de
quelques individus, peu importe ; ils exercent, à cet égard,
un despotisme qui est le premier degré de leur imperfection ,
et duquel dérivent une foule d'abus. Cette dictature médicale
ne se soutient plus, il est vrai, que par ses pénibles efforts :
l'opinion l'a déjà réprouvée ; les abonnés désertent de toutes
parts ; et l'indifférence devient le prix de ces écrits qui n'ont
pour but que l'intérêt particulier et les considérations per-
sonnelles. Peut-on en dire autant de ce colosse de littérature
médicale dont on ne voit encore que la moitié du corps au-
dessus de l'horizon, quoiqu'il s'élève déjà à vingt-quatre
coudées ? On aurait bien fait de n'y admettre que des articles
approuvés par une académie. Pour de tels écrits, il faut une
magistrature qui refrène les auteurs dans leurs écarts , qui les
empêche de porter dans la construction de l'édifice des ma-
tériaux mal choisis , qui donne à toutes les parties de justes
proportions , qui en fasse un ensemble régulier , et surtout
qui prévienne la confusion du langage pour que l'ouvrage ne
devienne pas une autre tour de Babel.

(2) *Page* 4. —Je ne sais si je me suis fait une image fidèle
de la congestion sanguine de la rate ; mais je l'ai toujours
considérée comme une grande ecchymose , pareille à celles

que nous voyons aux parties extérieures du corps après un
coup violent, ou lorsque la peau a été pincée vivement.
Nous savons de celles ci qu'elles sont dues à l'épanchement
du sang ; qu'elles sont ordinairement sans douleur ; qu'elles
s'effacent lentement ; que pour cela, il faut que le sang
épanché soit repris par l'absorption ; qu'elles tournent rarement à la suppuration ; que leur couleur noire indique la pré-
sence d'un sang veineux, plutôt qu'artériel, etc. ; circonstances que l'on retrouve exactement dans les obstructions de
la rate.

(3) *Page* 15. —Si l'on parvient jamais à connaître la cause
des hémorragies nazales qui terminent heureusement certaines fièvres, on acquerra, je pense, la certitude que, dans
ces cas, la rate est l'organe le plus affecté. Il serait sans
doute peu conforme aux connaissances physiologiques de
dire, avec quelques auteurs qui nous ont précédé, que l'hémorragie de la narine gauche indique que le siége de la
maladie est dans l'hypocondre du même côté, et celle de la
narine droite dans l'hypocondre droit ; mais conformément
à ce que nous venons d'établir, on pourrait considérer ces
hémorragies comme liées à un état pathologique de la rate,
et dire que ce viscère est en relation de fonctions avec les organes supérieurs au diaphragme. On a pu lire dernièrement,
dans le *Journal de Médecine* ( de Sedillot et de Vaidy ), un
mémoire sur les aliénations mentales, qui renferme des faits
à l'appui de cette assertion.

Peut-on penser, en effet, à l'égard des hémorragies dont
je viens de parler, que l'effort qui les amène se passe dans
les vaisseaux qui se distribuent dans la membrane pituitaire
nazale ? Ce serait une erreur. Ces vaisseaux cèdent à une
pression ou distension plus générale qui les rompt, parce

qu'ils opposent peu de résistance, de là l'hémorragie ; de même que la rupture de ceux qui rampent sur l'encéphale produit des phénomènes apoplectiques et des épanchemens mortels. Le trouble qui précède ces hémorragies, et le calme qui leur succède n'indiquent point un désordre dans le système général de la circulation, car ce trouble dans beaucoup de fièvres typhodes est tantôt dans les organes inférieurs au diaphragme, et tantôt dans ceux qui sont au-dessus ; mais ils donnent à croire qu'il s'était formé une congestion sanguine dans quelqu'organe, laquelle a été vidée par l'hémorragie, et toutes les probabilités nous montrent la rate comme le siége de cette congestion.

Je ne crains pas d'être désavoué par les praticiens, lorsque j'avancerai qu'il est plus à propos de respecter ces hémorragies que de les arrêter. Parmi les preuves que je pourrais en donner, je prendrai la suivante, dont le sujet garantira au besoin la vérité de mon récit. En 1806, M. Malatret, alors pharmacien en chef de l'armée d'Italie, aujourd'hui de l'hôpital de la garde royale, vint en Istrie, où régnait une épidémie de typhus contagieux. Les hôpitaux de cette province, à la tête desquels j'étais placé, en étaient infectés. M. Malatret y fit faire sous ses yeux des fumigations désinfectantes ; et pour prix de tant de zèle, il y contracta la maladie. Nous avions tout à craindre pour ses jours, lorsqu'une hémorragie nazale survint. Elle dura toute une nuit, pendant laquelle le chirurgien major Boyer fit d'inutiles efforts pour l'arrêter. Heureuse impuissance ! Enfin, l'hémorragie s'arrêta d'elle-même, après avoir affaibli considérablement le malade : mais tous les accidens se calmèrent en même temps, et nous n'eûmes plus qu'à nous occuper du rétablissement des forces. Les médecins qui concoururent à ce traitement furent MM. Guillaume, médecin en chef de l'armée, Valli et moi.

(4) *Page* 22. — Nous avons beaucoup de données qui prouvent l'action de ces gaz sur le sang, et point de théorie fixe. Dernièrement je lisais dans le *Journal général des Sciences médicales* une notice, très-bien faite, sur les eaux du Mont-d'Or et de Vichi. Les premières (celles dites du grand-bain) très-chargées de gaz acide carbonique, procurent une exaltation du système vasculaire qui est portée au plus haut degré lorsqu'un état particulier de l'atmosphère augmente leur action. Pourquoi ces gaz, mis en contact avec les surfaces internes du corps, ne produiraient-ils pas les mêmes résultats que lorsqu'ils sont appliqués à l'extérieur ? Les phénomènes que produit sur l'homme la vapeur du charbon sont ils différens de ceux de l'apoplexie ?

(5) *Page* 24. — Déjà mes *Recherches sur la Contagion des Fièvres intermittentes* ont donné l'éveil aux praticiens. Plusieurs m'ont écrit avoir observé cette contagion. J'ai appris que dans une circonstance elle a été transportée, par nos troupes, des bouches de l'Escaut sur les bords du Rhin et de la Vistule ; que dans une autre occasion elle a marché avec nos armées en Espagne ; que dans le Midi de la France, elle a infecté certaines familles ; que sur les bords des marais du Languedoc et de la Provence, les fièvres pernicieuses d'automne, vulgairement appelées *Malans*, sont réputées contagieuses parmi le peuple, etc. De tels faits ont été vus sans avoir été recueillis, parce qu'on aurait craint de les publier, l'opinion générale étant que ces fièvres ne se communiquent point. Funeste prévention ! Il suffit que j'aie soutenu le contraire pour qu'à l'avenir, les médecins, ne craignant plus de passer pour novateurs téméraires, nous racontent fidèlement tout ce qu'ils auront observé sur cette contagion.

(6) *Page* 25. — Je ne me suis point occupé de la sympto-

matologie ni de la thérapeutique de ces obstructions. Les
praticiens y suppléeront facilement, si je suis parvenu à les
éclairer sur le diagnostic de ces maladies.

(7) *Page 26.* — Au moment où je livre ce mémoire à l'im-
pression, le *Journal universel* etc., est de tous les journaux
de médecine le seul qui ait parlé de mes *Recherches sur la
Contagion des Fièvres intermittentes.* Toutefois, si la *Gazette
de Santé* doit figurer parmi eux, il est juste de dire qu'elle
s'en est occupée dans son numéro du 11 février dernier ; mais
d'une manière si générale et si incomplète, que j'ai dû croire
qu'elle reviendrait sur ce travail dans le numéro suivant. Au
lieu de cela, j'y ai lu une longue analyse du petit Almanach
de Mathieu Laensberg. Dès-lors, j'ai connu tout le prix du
silence qu'elle gardait à mon égard, et je l'en remercie.

Je viens de lire dans la *Bibliothèque médicale* (N°. d'avril
1818, pag. 74), que M. Bricheteau a fait un rapport, à
l'Athénée de Médecine de Paris, sur une observation de
Fièvre pernicieuse intermittente, accompagnée d'hémorragie nazale à chaque accès. Cette observation, qui a été
communiquée par le docteur Bidault de Villiers, est con-
firmative de la théorie que je viens d'exposer. Il est à dési-
rer qu'on la fasse connaître avec tous ses détails.

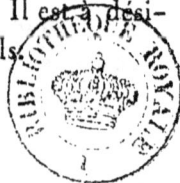

Imprimerie PORTMANN, rue Sainte.-Anne, N°. 43.

www.ingramcontent.com/pod-product-compliance
Lightning Source LLC
Chambersburg PA
CBHW070736210326
41520CB00016B/4479